LIBRO DI CUCINA DELLA DIETA MEDITERRANEA

Ricette facili e veloci per perdere peso e bruciare i grassi. Aumenta la tua energia e il tuo metabolismo

<u>Accademia di cucina Med</u>

Nessuna parte di questo libro può essere riprodotta o trasmessa in qualsiasi forma o con qualsiasi mezzo, elettronico o meccanico, compresa la fotocopiatura, la registrazione o con qualsiasi sistema di archiviazione e recupero delle informazioni, senza il permesso scritto dell'autore, tranne che per l'inclusione di brevi citazioni in una recensione.

Limite di responsabilità ed esclusione di garanzia: L'editore ha fatto del suo meglio per preparare questo libro, e le informazioni qui fornite sono fornite "così come sono". Questo libro è progettato per fornire informazioni e motivazioni ai lettori. Viene venduto con la consapevolezza che l'editore non è impegnato a rendere alcun tipo di consulenza psicologica, legale o qualsiasi altro tipo di consulenza professionale. Il contenuto di ogni articolo è la sola espressione e opinione del suo autore, e non necessariamente quella dell'editore. Nessuna garanzia è espressa o implicita nella scelta dell'editore di includere qualsiasi contenuto in questo volume. Né l'editore né i singoli autori sono responsabili per qualsiasi danno fisico, psicologico, emotivo, finanziario o commerciale, compresi, ma non limitati a, danni speciali, incidentali, consequenziali o altri. Le nostre opinioni e i nostri diritti sono gli stessi: siete responsabili delle vostre scelte, azioni e risultati.

—

La piramide alimentare mediterranea

Lo stile di vita mediterraneo segue una piramide alimentare molto specifica che probabilmente è un po' diversa da quella a cui siete abituati. Alcuni gruppi di alimenti hanno la priorità, mentre altri dovrebbero essere consumati con moderazione. Gli studi hanno dimostrato che questi alimenti sono protettivi contro gli effetti di alcune malattie croniche.

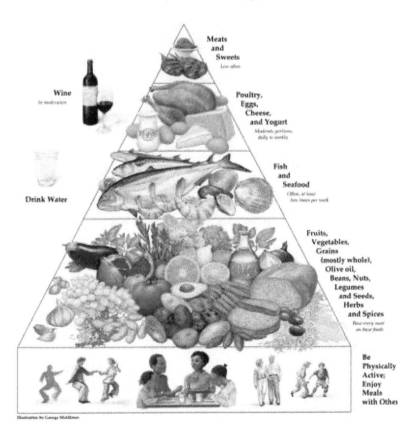

Uova con tagliatelle di zucchine

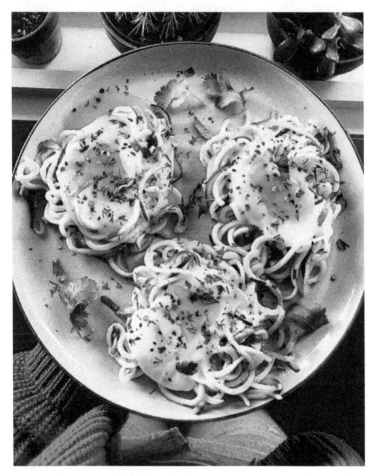

Tempo di preparazione: 10 minuti

Tempo di cottura: 11 minuti

Porzioni: 2

Ingredienti:

- 2 cucchiai di olio extravergine d'oliva
- 3 zucchine, tagliate con uno spiralizzatore
- 4 uova

- Sale e pepe nero a piacere
- Un pizzico di fiocchi di pepe rosso
- Spray da cucina
- 1 cucchiaio di basilico, tritato

Indicazioni:

In una ciotola, unire le tagliatelle di zucchine con sale, pepe e l'olio d'oliva e mescolare bene.

Ungere una teglia da forno con spray da cucina e dividere le tagliatelle di zucchine in 4 nidi su di essa.

Rompere un uovo su ogni nido, cospargere di sale, pepe e fiocchi di pepe e infornare a 180 °C per 11 minuti.

Dividere il mix tra i piatti, cospargere il basilico e servire.

Nutrizione: calorie 296, grassi 23,6 g, fibre 3,3 g, carboidrati 10,6 g, proteine 14,7 g

Avena alla banana

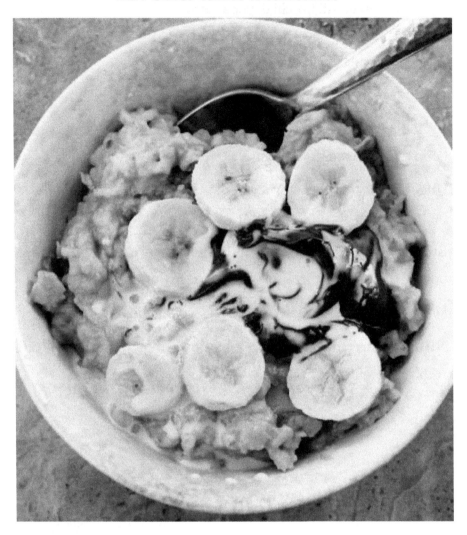

Tempo di preparazione: 10 minuti

Tempo di cottura: 0 minuti

Porzioni: 2

Ingredienti:

- 1 banana, sbucciata e affettata

- ¾ di tazza di latte di mandorla
- ½ tazza di caffè preparato a freddo
- 2 datteri, snocciolati
- 2 cucchiai di cacao in polvere
- 1 tazza di avena arrotolata
- 1 e ½ cucchiaio di semi di chia

Indicazioni:

In un frullatore, combinare la banana con il latte e il resto degli ingredienti, pulsare, dividere in ciotole e servire per colazione.

Nutrizione: calorie 451, grassi 25,1 g, fibre 9,9 g, carboidrati 55,4 g, proteine 9,3 g

Frittata di peperoni a cottura lenta

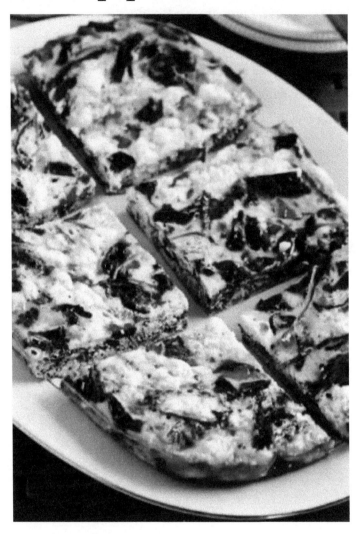

Tempo di preparazione: 10 minuti

Tempo di cottura: 3 ore

Porzioni: 6

Ingredienti:

- ½ tazza di latte di mandorla

- 8 uova, sbattute
- Sale e pepe nero a piacere
- 1 cucchiaino di origano secco
- 1 e ½ tazze di peperoni arrostiti, tritati
- ½ tazza di cipolla rossa, tritata
- 4 tazze di rucola
- 1 tazza di formaggio di capra, sbriciolato
- Spray da cucina

Indicazioni:

In una ciotola, unire le uova con sale, pepe e l'origano e sbattere.

Ungete il vostro slow cooker con lo spray da cucina, disponete i peperoni e i restanti ingredienti all'interno e versateci sopra il composto di uova.

Mettere il coperchio e cuocere al minimo per 3 ore.

Dividere la frittata tra i piatti e servire.

Nutrizione: calorie 259, grassi 20,2 g, fibre 1 g, carboidrati 4,4, proteine g 16,3 g

Ciotole vegetariane

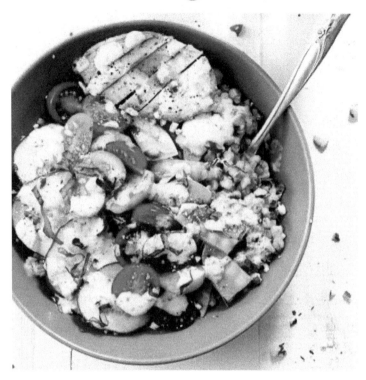

Tempo di preparazione: 10 minuti

Tempo di cottura: 5 minuti

Porzioni: 4

Ingredienti:

- 1 cucchiaio di olio d'oliva
- 1 libbra di asparagi, tagliati e tritati grossolanamente
- 3 tazze di cavolo, tagliuzzato
- 3 tazze di cavoletti di Bruxelles, tagliuzzati
- ½ tazza di hummus
- 1 avocado, sbucciato, snocciolato e affettato

- 4 uova, sode, sbucciate e tagliate a fette

Per il condimento:

- 2 cucchiai di succo di limone
- 1 spicchio d'aglio, tritato
- 2 cucchiaini di senape di Digione
- 2 cucchiai di olio d'oliva
- Sale e pepe nero a piacere

Indicazioni:

Scaldare una padella con 2 cucchiai di olio a fuoco medio-alto, aggiungere gli asparagi e farli saltare per 5 minuti mescolando spesso.

In una ciotola, combinare gli altri 2 cucchiai di olio con il succo di limone, l'aglio, la senape, il sale e il pepe e sbattere bene.

In un'insalatiera, combinare gli asparagi con il cavolo, i germogli, l'hummus, l'avocado e le uova e mescolare delicatamente.

Aggiungere il condimento, mescolare e servire per la colazione.

Nutrizione: calorie 323, grassi 21 g, fibre 10,9 g, carboidrati 24,8 g

Frullato di avocado e mela

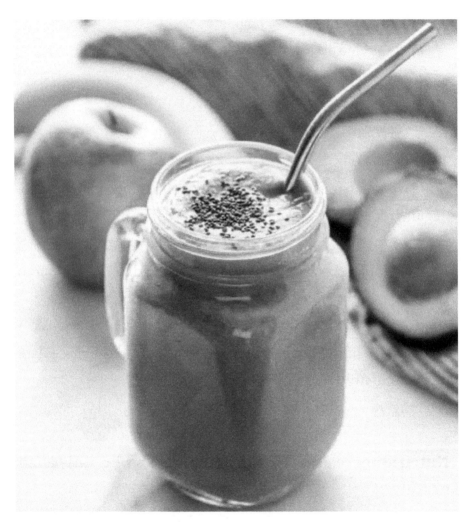

Tempo di preparazione: 5 minuti

Tempo di cottura: 0 minuti

Porzioni: 2

Ingredienti:

- 3 tazze di spinaci
- 1 mela verde, snocciolata e tritata
- 1 avocado, sbucciato, snocciolato e tritato
- 3 cucchiai di semi di chia
- 1 cucchiaino di miele
- 1 banana, congelata e sbucciata
- 2 tazze di acqua di cocco

Indicazioni:

Nel vostro frullatore, combinate gli spinaci con la mela e il resto degli ingredienti, date un impulso, dividete in bicchieri e servite.

Nutrizione: calorie 168, grassi 10,1 g, fibre 6 g, carboidrati 21 g, proteine 2,1 g

Toast di avocado

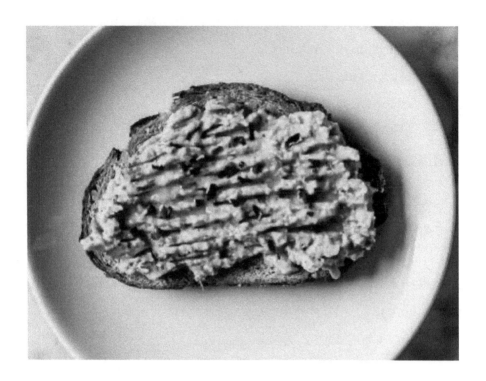

Tempo di preparazione: 10 minuti

Tempo di cottura: 0 minuti

Porzioni: 2

Ingredienti:

- 1 cucchiaio di formaggio di capra, sbriciolato
- 1 avocado, sbucciato, snocciolato e schiacciato
- Un pizzico di sale e pepe nero
- 2 fette di pane integrale, tostate
- ½ cucchiaino di succo di lime

- 1 caco, tagliato sottile
- 1 bulbo di finocchio, tagliato sottile
- 2 cucchiaini di miele
- 2 cucchiai di semi di melograno

Indicazioni:

In una ciotola, unire la polpa di avocado con sale, pepe, succo di lime e il formaggio e frullare.

Spalmate questo su fette di pane tostato, coprite ogni fetta con i restanti ingredienti e servite per colazione.

Nutrizione: calorie 348, grassi 20,8 g, fibre 12,3 g, carboidrati 38,7 g, proteine 7,1 g

Mini frittate

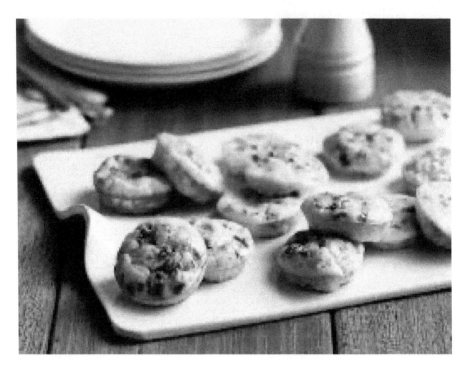

Tempo di preparazione: 5 minuti

Tempo di cottura: 15 minuti

Porzioni: 12

Ingredienti:

- 1 cipolla gialla, tritata
- 1 tazza di parmigiano, grattugiato
- 1 peperone giallo, tritato
- 1 peperone rosso, tritato
- 1 zucchina, tritata
- Sale e pepe nero a piacere

- 8 uova, sbattute
- Un filo d'olio d'oliva
- 2 cucchiai di erba cipollina, tritata

Indicazioni:

Scaldare una padella con l'olio a fuoco medio-alto, aggiungere la cipolla, le zucchine e il resto degli ingredienti tranne le uova e l'erba cipollina e soffriggere per 5 minuti mescolando spesso.

Dividere questa miscela sul fondo di una teglia per muffin, versarvi sopra il composto di uova, cospargere di sale, pepe ed erba cipollina e infornare a 180 °C per 10 minuti.

Servire subito le mini frittate per la colazione.

Nutrizione: calorie 55, grassi 3 g, fibre 0,7 g, carboidrati 3,2 g, proteine 4,2 g

Avena ai frutti di bosco

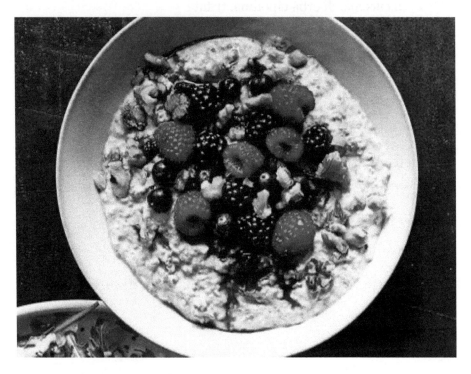

Tempo di preparazione: 5 minuti

Tempo di cottura: 0 minuti

Porzioni: 2

Ingredienti:

- ½ tazza di avena arrotolata
- 1 tazza di latte di mandorla
- ¼ di tazza di semi di chia
- Un pizzico di cannella in polvere
- 2 cucchiaini di miele
- 1 tazza di bacche, purea

- 1 cucchiaio di yogurt

Indicazioni:

In una ciotola, combinare l'avena con il latte e il resto degli ingredienti tranne lo yogurt, mescolare, dividere in ciotole, coprire con lo yogurt e servire freddo per la colazione.

Nutrizione: calorie 420, grassi 30,3 g, fibre 7,2 g, carboidrati 35,3 g, proteine 6,4 g

Farina d'avena ai pomodori secchi

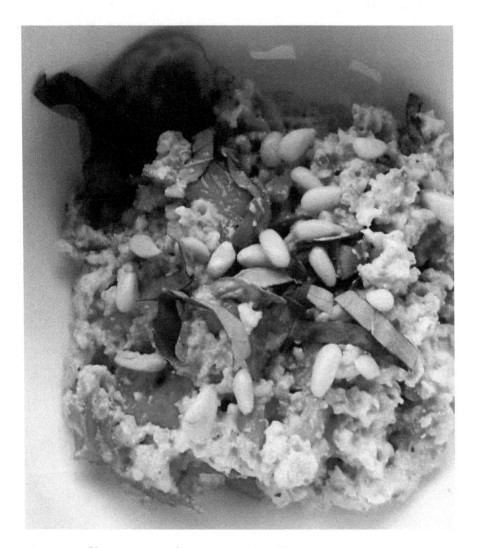

Tempo di preparazione: 10 minuti

Tempo di cottura: 25 minuti

Porzioni: 4

Ingredienti:

- 3 tazze di acqua
- 1 tazza di latte di mandorla
- 1 cucchiaio di olio d'oliva
- 1 tazza di avena tagliata in acciaio
- ¼ di tazza di pomodori secchi, tritati
- Un pizzico di fiocchi di pepe rosso

Indicazioni:

In una pentola, mescolare l'acqua con il latte, portare a ebollizione a fuoco medio.

Nel frattempo, scaldare una padella con l'olio a fuoco medio-alto, aggiungere l'avena, cuocerla per circa 2 minuti e trasferirla nella padella con il latte.

Mescolare l'avena, aggiungere i pomodori e cuocere a fuoco medio per 23 minuti.

Dividere la miscela in ciotole, cospargere i fiocchi di pepe rosso e servire per la colazione.

Nutrizione: calorie 170, grassi 17,8 g, fibre 1,5 g, carboidrati 3,8 g, proteine 1,5 g

Muffin di quinoa

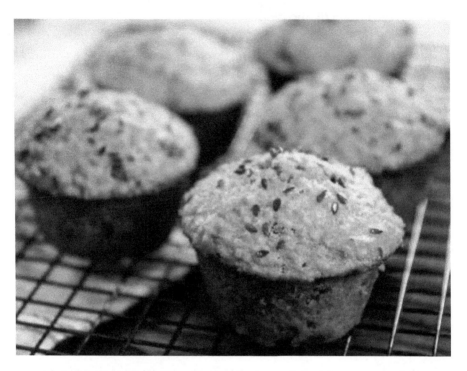

Tempo di preparazione: 10 minuti

Tempo di cottura: 30 minuti

Porzioni: 12

Ingredienti:

- 1 tazza di quinoa, cotta
- 6 uova, sbattute
- Sale e pepe nero a piacere
- 1 tazza di formaggio svizzero, grattugiato
- 1 piccola cipolla gialla, tritata
- 1 tazza di funghi bianchi, affettati

- ½ tazza di pomodori secchi, tritati

Indicazioni:

In una ciotola, unire le uova con sale, pepe e il resto degli ingredienti e sbattere bene.

Dividere il tutto in una teglia per muffin in silicone, cuocere a 180 °C per 30 minuti e servire per la colazione.

Nutrizione: calorie 123, grassi 5,6 g, fibre 1,3 g, carboidrati 10,8 g, proteine 7,5 g

Padella di quinoa e uova

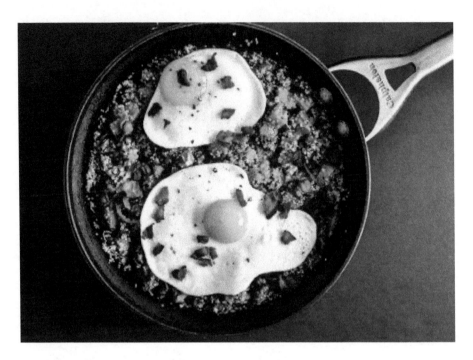

Tempo di preparazione: 10 minuti

Tempo di cottura: 23 minuti

Porzioni: 4

Ingredienti:

- 4 fette di pancetta, cotte e sbriciolate
- Un filo d'olio d'oliva
- 1 piccola cipolla rossa, tritata
- 1 peperone rosso, tritato
- 1 patata dolce, grattugiata
- 1 peperone verde, tritato
- 2 spicchi d'aglio, tritati

- 1 tazza di funghi bianchi, affettati
- ½ tazza di quinoa
- 1 tazza di brodo di pollo
- 4 uova, fritte
- Sale e pepe nero a piacere

Indicazioni:

Scaldare una padella con l'olio a fuoco medio-basso, aggiungere la cipolla, l'aglio, i peperoni, la patata dolce e i funghi, far saltare per 5 minuti.

Aggiungere la quinoa, mescolare e cuocere ancora per 1 minuto.

Aggiungere il brodo, il sale e il pepe, mescolare e cuocere per 15 minuti.

Dividere la miscela tra i piatti, coprire ogni porzione con un uovo fritto, cospargere di sale, pepe e pancetta sbriciolata e servire per la colazione.

Nutrizione: calorie 304, grassi 14 g, fibre 3,8 g, carboidrati 27,5 g, proteine 17,8 g

Pomodori ripieni

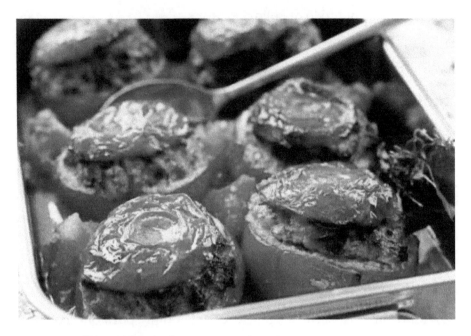

Tempo di preparazione: 10 minuti

Tempo di cottura: 15 minuti

Porzioni: 4

Ingredienti:

- 2 cucchiai di olio d'oliva
- 8 pomodori, interno scavato
- ¼ di tazza di latte di mandorla
- 8 uova
- ¼ di tazza di parmigiano, grattugiato
- Sale e pepe nero a piacere
- 4 cucchiai di rosmarino, tritato

Indicazioni:

Ungere una padella con l'olio e disporvi i pomodori.

Rompere un uovo in ogni pomodoro, dividere il latte e il resto degli ingredienti, introdurre la teglia nel forno e cuocere a 180 °C per 15 minuti.

Servire subito a colazione.

Nutrizione: calorie 276, grassi 20,3 g, fibre 4,7 g, carboidrati 13,2 g, proteine 13,7 g

Uova strapazzate

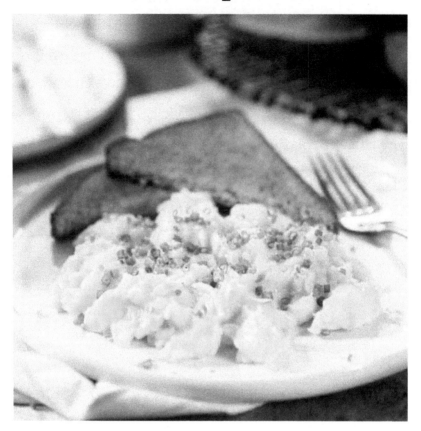

Tempo di preparazione: 10 minuti

Tempo di cottura: 10 minuti

Porzioni: 2

Ingredienti:

- 1 peperone giallo, tritato
- 8 pomodori ciliegia, tagliati a cubetti
- 2 cipollotti, tritati
- 1 cucchiaio di olio d'oliva

- 1 cucchiaio di capperi, scolati
- 2 cucchiai di olive nere, snocciolate e affettate
- 4 uova
- Un pizzico di sale e pepe nero
- ¼ di cucchiaino di origano, secco
- 1 cucchiaio di prezzemolo tritato

Indicazioni:

Scaldare una padella con l'olio a fuoco medio-alto, aggiungere il peperone e i cipollotti e soffriggere per 3 minuti.

Aggiungere i pomodori, i capperi e le olive e soffriggere per altri 2 minuti.

Rompere le uova nella padella, aggiungere il sale, il pepe e l'origano e strapazzare per altri 5 minuti.

Dividere lo scramble tra i piatti, cospargere il prezzemolo e servire.

Nutrizione: calorie 249, grassi 17 g, fibre 3,2 g, carboidrati 13,3 g, proteine 13,5 g

Pizza all'anguria

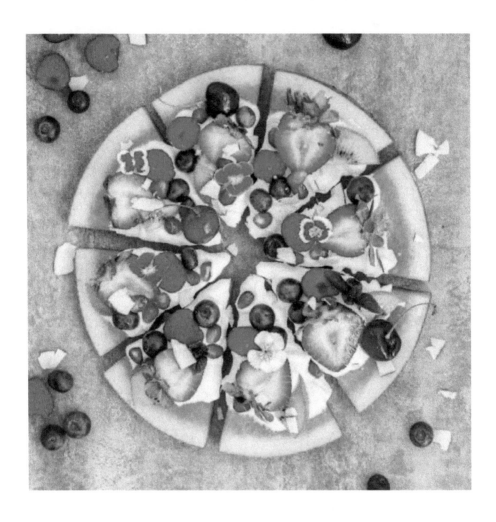

Tempo di preparazione: 10 minuti

Tempo di cottura: 0 minuti

Porzioni: 4

Ingredienti:

- 1 fetta di anguria tagliata a 1 pollice di spessore e poi dal centro tagliata in 4 spicchi simili a fette di pizza
- 6 olive kalamata, snocciolate e affettate
- 0,30 g di formaggio feta, sbriciolato
- ½ cucchiaio di aceto balsamico
- 1 cucchiaino di menta tritata

Indicazioni:

Disporre la "pizza" di anguria su un piatto, cospargere le olive e il resto degli ingredienti su ogni fetta e servire subito per la colazione.

Nutrizione: calorie 90, grassi 3 g, fibre 1 g, carboidrati 14 g, proteine 2 g

Muffin al prosciutto

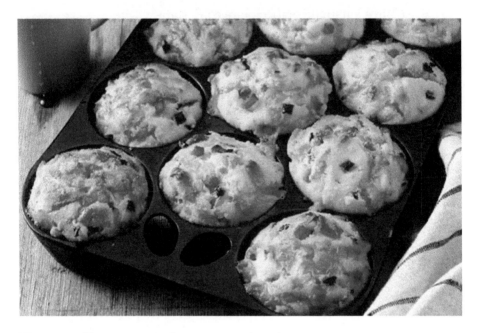

Tempo di preparazione: 10 minuti

Tempo di cottura: 15 minuti

Porzioni: 6

Ingredienti:

- 9 fette di prosciutto
- 5 uova, sbattute
- 1/3 di tazza di spinaci, tritati
- ¼ di tazza di formaggio feta, sbriciolato
- ½ tazza di peperoni rossi arrostiti, tritati
- Un pizzico di sale e pepe nero
- 1 e ½ cucchiaio di pesto di basilico
- Spray da cucina

Indicazioni:

Ungere una teglia per muffin con spray da cucina e foderare ogni stampo per muffin con 1 fetta di prosciutto e ½.

Dividere i peperoni e il resto degli ingredienti tranne le uova, il pesto, il sale e il pepe nelle tazze di prosciutto.

In una ciotola, mescolare le uova con il pesto, il sale e il pepe, sbattere e versare sul mix di peperoni.

Cuocere i muffin nel forno a 200 °C per 15 minuti e servire per la colazione.

Nutrizione: calorie 109, grassi 6,7 g, fibre 1,8 g, carboidrati 1,8 g, proteine 9,3 g

Pizza di ceci e avocado

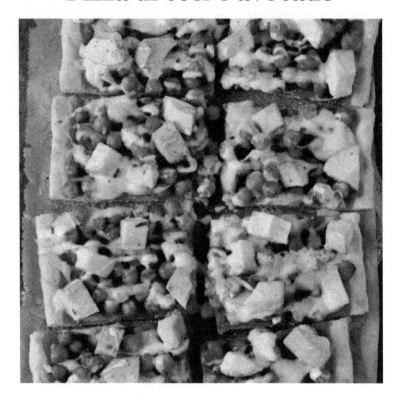

Tempo di preparazione: 20 minuti

Tempo di cottura: 20 minuti

Porzioni: 2

Ingredienti:

- 1 tazza e ¼ di farina di ceci
- Un pizzico di sale e pepe nero
- 1 tazza e ¼ di acqua
- 2 cucchiai di olio d'oliva
- 1 cucchiaino di cipolla in polvere
- 1 cucchiaino di aglio tritato

- 1 pomodoro, affettato
- 1 avocado, sbucciato, snocciolato e affettato
- 60 g di formaggio di latte crudo, tagliato a fette
- ¼ di tazza di salsa di pomodoro
- 2 cucchiai di cipolle verdi tritate

Indicazioni:

In una ciotola, mescolare la farina di ceci con il sale, il pepe, l'acqua, l'olio, la polvere di cipolla e l'aglio, mescolare bene fino ad ottenere un impasto, impastare un po', mettere in una ciotola, coprire e lasciare da parte per 20 minuti.

Trasferire l'impasto su un piano di lavoro, formare un piccolo cerchio, trasferirlo su una teglia rivestita di carta da forno e cuocere a 210 °C per 10 minuti.

Distribuire la salsa di pomodoro sulla pizza, distribuire anche il resto degli ingredienti e infornare a 190 °C per altri 10 minuti.

Tagliare e servire per la colazione.

Nutrizione: calorie 416, grassi 24,5 g, fibre 9,6 g, carboidrati 36,6 g, proteine 15,4 g

Casseruola di banane e quinoa

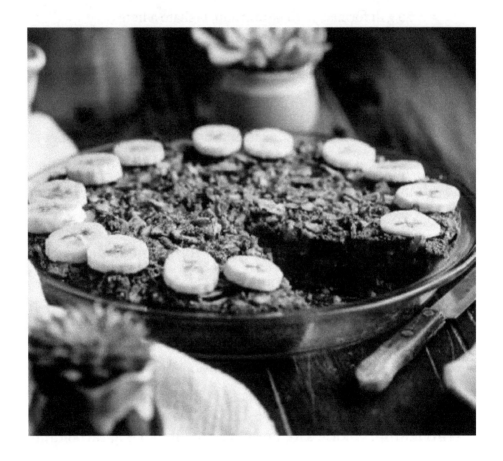

Tempo di preparazione: 10 minuti

Tempo di cottura: 1 ora e 20 minuti

Porzioni: 8

Ingredienti:

- 3 tazze di banane, sbucciate e schiacciate

- ¼ di tazza di sciroppo d'acero puro
- ¼ di tazza di melassa
- 1 cucchiaio di cannella in polvere
- 2 cucchiaini di estratto di vaniglia
- 1 cucchiaino di chiodi di garofano, macinato
- 1 cucchiaino di zenzero, macinato
- ½ cucchiaino di pimento, macinato
- 1 tazza di quinoa
- ¼ di tazza di mandorle, tritate
- 2 tazze e ½ di latte di mandorla

Indicazioni:

In una teglia, unire le banane con lo sciroppo d'acero, la melassa e il resto degli ingredienti, mescolare e cuocere a 180 °C per 1 ora e 20 minuti.

Dividere il mix tra i piatti e servire per la colazione.

Nutrizione: calorie 213, grassi 4,1 g, fibre 4 g, carboidrati 41 g, proteine 4,5 g

Ciotole di ceci speziati

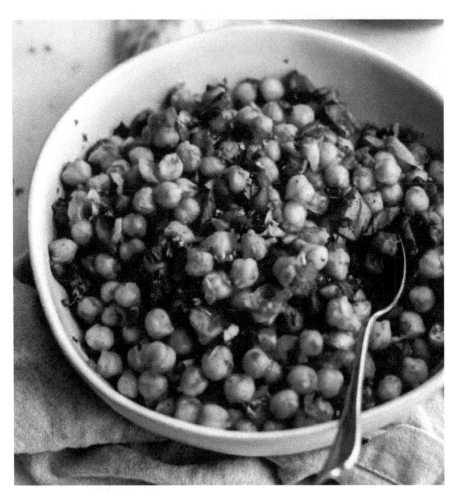

Tempo di preparazione: 10 minuti

Tempo di cottura: 30 minuti

Porzioni: 4

Ingredienti:

- 400 g di ceci in scatola, scolati e sciacquati

- ¼ di cucchiaino di cardamomo, macinato
- ½ cucchiaino di cannella in polvere
- 1 cucchiaino e ½ di curcuma in polvere
- 1 cucchiaino di coriandolo, macinato
- 1 cucchiaio di olio d'oliva
- Un pizzico di sale e pepe nero
- ¾ di tazza di yogurt greco
- ½ tazza di olive verdi, snocciolate e dimezzate
- ½ tazza di pomodori ciliegia, dimezzati
- 1 cetriolo, affettato

Indicazioni:

Distribuire i ceci su una teglia foderata, aggiungere il cardamomo, la cannella, la curcuma, il coriandolo, l'olio, il sale e il pepe, saltare e cuocere a 180 °C per 30 minuti.

In una ciotola, combinare i ceci arrostiti con il resto degli ingredienti, mescolare e servire per la colazione.

Nutrizione: calorie 519, grassi 34,5 g, fibre 13,3 g, carboidrati 49,8 g, proteine 12 g

Avocado Spread

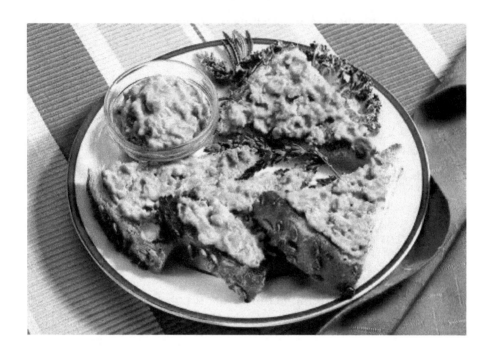

Tempo di preparazione: 5 minuti

Tempo di cottura: 0 minuti

Porzioni: 8

Ingredienti:

- 2 avocado, sbucciati, snocciolati e tritati grossolanamente
- 1 cucchiaio di pomodori secchi, tritati
- 2 cucchiai di succo di limone
- 3 cucchiai di pomodori ciliegia, tritati
- ¼ di tazza di cipolla rossa, tritata
- 1 cucchiaino di origano secco

- 2 cucchiai di prezzemolo tritato
- 4 olive kalamata, snocciolate e tritate
- Un pizzico di sale e pepe nero

Indicazioni:

Mettere gli avocado in una ciotola e schiacciarli con una forchetta.

Aggiungere il resto degli ingredienti, mescolare per combinare e servire come spalmatura mattutina.

Nutrizione: calorie 110, grassi 10 g, fibre 3,8 g, carboidrati 5,7 g, proteine 1,2 g

Yogurt al formaggio

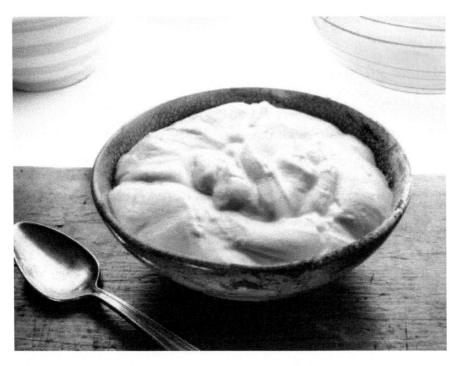

Tempo di preparazione: 4 ore e 5 minuti

Tempo di cottura: 0 minuti

Porzioni: 4

Ingredienti:

- 1 tazza di yogurt greco
- 1 cucchiaio di miele
- ½ tazza di formaggio feta, sbriciolato

Indicazioni:

In un frullatore, combinare lo yogurt con il miele e il formaggio e pulsare bene.

Dividere in ciotole e congelare per 4 ore prima di servire per la colazione.

Nutrizione: calorie 161, grassi 10 g, fibre 0, carboidrati 11,8 g, proteine 6,6 g

Miscela di frittata al forno

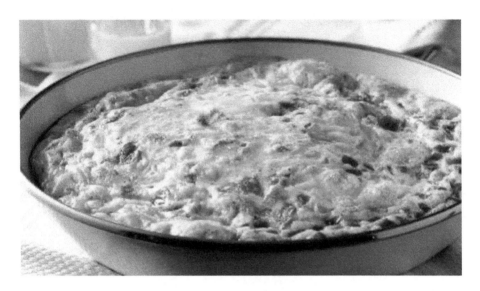

Tempo di preparazione: 10 minuti

Tempo di cottura: 45 minuti

Porzioni: 12

Ingredienti:

- 12 uova, sbattute
- 250 g di spinaci, tritati
- 2 tazze di latte di mandorla
- 350 g di carciofi in scatola, tritati
- 2 spicchi d'aglio, tritati
- 150 g di formaggio feta, sbriciolato
- 1 cucchiaio di aneto, tritato
- 1 cucchiaino di origano secco
- 1 cucchiaino di pepe al limone

- Un pizzico di sale
- 4 cucchiaini di olio d'oliva

Indicazioni:

Scaldare una padella con l'olio a fuoco medio-alto, aggiungere l'aglio e gli spinaci e soffriggere per 3 minuti.

In una teglia, combinare le uova con i carciofi e il resto degli ingredienti.

Aggiungere anche il mix di spinaci, mescolare un po', cuocere il mix a 180 °C per 40 minuti, dividere tra i piatti e servire per colazione.

Nutrizione: calorie 186, grasso 13 g, fibra 1 g, carboidrati 5 g, proteina 10 g

Patata dolce ripiena

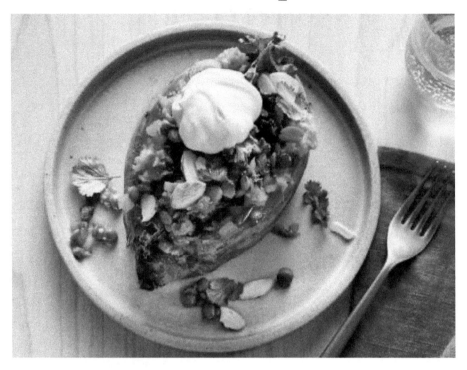

Tempo di preparazione: 10 minuti

Tempo di cottura: 40 minuti

Porzioni: 8

Ingredienti:

- 8 patate dolci, bucate con una forchetta
- 400 g di ceci in scatola, scolati e sciacquati
- 1 piccolo peperone rosso, tritato
- 1 cucchiaio di scorza di limone, grattugiata
- 2 cucchiai di succo di limone
- 3 cucchiai di olio d'oliva
- 1 cucchiaino di aglio tritato

- 1 cucchiaio di origano, tritato
- 2 cucchiai di prezzemolo tritato
- Un pizzico di sale e pepe nero
- 1 avocado, sbucciato, snocciolato e schiacciato
- ¼ di tazza di acqua
- ¼ di tazza di pasta tahini

Indicazioni:

Disporre le patate su una teglia rivestita di carta da forno, cuocerle a 200 °C per 40 minuti, raffreddarle e fare una fessura al centro in ognuna.

In una ciotola, unire i ceci con il peperone, la scorza di limone, metà del succo di limone, metà dell'olio, metà dell'aglio, l'origano, metà del prezzemolo, sale e pepe, saltare e farcire le patate con questo mix.

In un'altra ciotola, mescolare l'avocado con l'acqua, il tahini, il resto del succo di limone, l'olio, l'aglio e il prezzemolo, sbattere bene e spalmare sulle patate.

Servire freddo per la colazione.

Nutrizione: calorie 308, grassi 2 g, fibre 8 g, carboidrati 38 g, proteine 7 g

Frittelle di cavolfiore

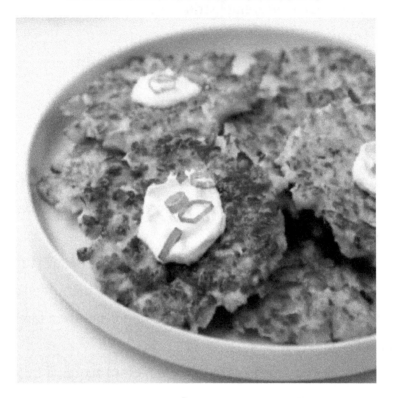

Tempo di preparazione: 10 minuti

Tempo di cottura: 50 minuti

Porzioni: 4

Ingredienti:

- 800 g di ceci in scatola, scolati e sciacquati
- 2 e ½ cucchiai di olio d'oliva
- 1 piccola cipolla gialla, tritata
- 2 tazze di cimette di cavolfiore tritate
- 2 cucchiai di aglio tritato
- Un pizzico di sale e pepe nero

Indicazioni:

Distribuire la metà dei ceci su una teglia rivestita di pergamena, aggiungere 1 cucchiaio di olio, condire con sale e pepe, saltare e infornare a 200 °C per 30 minuti.

Trasferire i ceci in un robot da cucina, pulsare bene e mettere il mix in una ciotola.

Scaldare una padella con ½ cucchiaio d'olio a fuoco medio-alto, aggiungere l'aglio e la cipolla e soffriggere per 3 minuti.

Aggiungere il cavolfiore, cuocere per altri 6 minuti, trasferire il tutto in un frullatore, aggiungere il resto dei ceci, dare un impulso, versare il mix di ceci croccanti dalla ciotola, mescolare e formare delle frittelle medie con questo mix.

Scaldare una padella con il resto dell'olio a fuoco medio-alto, aggiungere le frittelle, cuocerle per 3 minuti per lato e servirle per la colazione.

Nutrizione: calorie 333, grassi 12,6 g, fibre 12,8 g, carboidrati 44,7 g, proteine 13,6 g

Pizza e pasticceria perfette

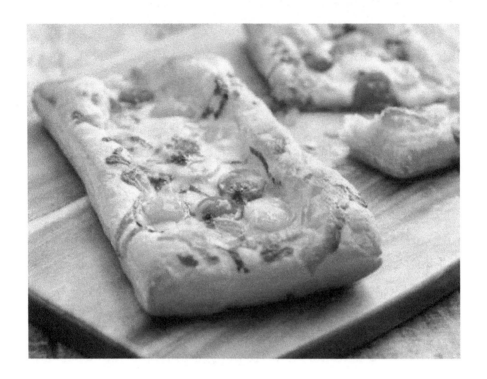

Tempo di preparazione: 35 minuti

Tempo di cottura: 15 minuti

Porzioni: 10

Dose: 1-2 spicchi

Ingredienti:

Per l'impasto della pizza:

- 2 cucchiai di miele
- 7 g di lievito secco attivo

- 1¼ di tazza di acqua calda (circa 50 °C)
- 2 cucchiai di olio d'oliva
- 1 cucchiaino di sale marino
- 3 tazze di farina integrale + ¼ di tazza, come necessario per arrotolare
- Per il condimento della pizza:
- 1 tazza di salsa al pesto (fare riferimento alla ricetta del Pesto Perky)
- 1 tazza di cuori di carciofo
- 1 tazza di foglie di spinaci appassite
- 1 tazza di pomodori secchi
- ½ tazza di olive Kalamata
- 120 g di formaggio feta
- 120 g di formaggio misto di parti uguali di mozzarella magra, asiago e provolone
- Olio d'oliva

Aggiunte opzionali per il topping:

- Peperone
- Petto di pollo, strisce
- Basilico fresco
- Pinoli

Indicazioni:

Per l'impasto della pizza:

1. Preriscaldare il forno a 180 °C.

2. Unite il miele e il lievito con l'acqua calda nel vostro robot da cucina con l'accessorio per la pasta. Frullare il composto fino a quando non è completamente combinato. Lasciare riposare la miscela per 5 minuti per garantire l'attività del lievito attraverso la comparsa di bolle sulla superficie.

3. Versare l'olio d'oliva. Aggiungere il sale e frullare per mezzo minuto. Aggiungere gradualmente 3 tazze di farina, circa mezza tazza alla volta, mescolando per un paio di minuti tra ogni aggiunta.

4. Lasciate che il vostro processore lavori l'impasto per 10 minuti fino a che non sia liscio ed elastico, cospargendolo di farina quando necessario per evitare che l'impasto si attacchi alle superfici del processore.

5. Togliere l'impasto dalla ciotola. Lasciarlo riposare per 15 minuti, coperto con un asciugamano umido e caldo.

6. Usando un mattarello, stendere la pasta ad uno spessore di mezzo pollice, spolverandola di farina se necessario. Fare dei buchi indiscriminatamente sulla pasta con una forchetta per evitare che la crosta bolla.

7. Mettere la pasta perforata e arrotolata su una pietra da pizza o una teglia da forno. Cuocere per 5 minuti.

Per il condimento della pizza:

8. Spennellare leggermente il guscio della pizza al forno con olio d'oliva.

9. Versare la salsa al pesto e spargerla bene sulla superficie del guscio della pizza, lasciando uno spazio di mezzo centimetro intorno al bordo come crosta.

10. Coprire la pizza con cuori di carciofo, foglie di spinaci appassite, pomodori secchi e olive. (Coprire con altre aggiunte, come desiderato.) Coprire la parte superiore con il formaggio.

11. Mettere la pizza direttamente sulla griglia del forno. Cuocere per 10 minuti fino a quando il formaggio è spumeggiante e si scioglie dal centro al bordo. Lasciare raffreddare la pizza per 5 minuti prima di tagliarla.

Nutrizione: Calorie: 242.80, Grassi totali: 15.1 g, Fibra alimentare: 6g, Carboidrati: 15.7 g, Proteine: 14.1 g

Margherita Modello Mediterraneo

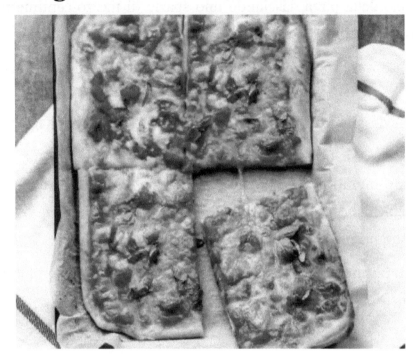

Tempo di preparazione: 15 minuti

Tempo di cottura: 15 minuti

Porzioni: 10

Dose: 1-2 spicchi

Ingredienti:

- Guscio per pizza da 1 lotto (fare riferimento alla ricetta dell'impasto perfetto per pizza e pasticceria)
- 2 cucchiai di olio d'oliva
- ½ tazza di pomodori schiacciati
- 3 pomodori Roma, affettati a ¼ di pollice di spessore
- ½ tazza di foglie di basilico fresco, tagliate sottili

- 180 g di mozzarella in blocco, tagliata a fette da ¼ di pollice, asciugate con un panno di carta
- ½ cucchiaio di sale marino

Indicazioni:

1. Preriscalda il tuo forno a 230 °C

2. Spennellare leggermente il guscio della pizza con olio d'oliva. Distribuire accuratamente i pomodori schiacciati sul guscio della pizza, lasciando uno spazio di mezzo centimetro intorno al bordo come crosta.

3. Ricoprire la pizza con le fette di pomodoro Roma, le foglie di basilico e le fette di mozzarella. Cospargere la pizza di sale.

4. Mettere la pizza direttamente sulla griglia del forno. Cuocere per 15 minuti fino a quando il formaggio è spumeggiante e si scioglie dal centro al bordo. Lasciare raffreddare la pizza per 5 minuti prima di tagliarla.

Nutrizione: Calorie: 251, Grassi: 8 g, Fibra: 1 g, Carboidrati: 34 g, Proteine: 9 g

Fettuccine di pollo e feta

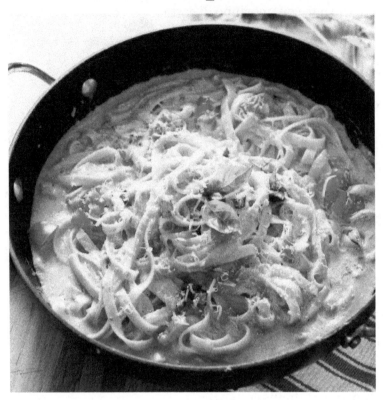

Tempo di preparazione: 5 minuti

Tempo di cottura: 30 minuti

Porzioni: 6

Ingredienti:

- 2 cucchiai di olio extravergine d'oliva
- 600 g di petti di pollo, disossati, senza pelle e divisi a metà
- ¼-tsp di pepe nero appena macinato
- 1 cucchiaino di sale kosher (diviso)
- 2 tazze di acqua

- 2 lattine da 400 g di pomodori a cubetti con basilico, aglio e origano
- 400 g di fettuccine integrali
- 120 g di formaggio feta a basso contenuto di grassi (diviso)
- Foglie di basilico fresco, tritate finemente (opzionale)

Indicazioni:

1. Scaldate l'olio d'oliva per 1 minuto nel vostro forno olandese posto a fuoco alto per 1 minuto. Aggiungere il pollo e cospargere con pepe nero appena macinato e mezzo cucchiaino di sale kosher. Cuocere il pollo per 8 minuti, girando una volta. Cospargere con il sale rimanente dopo aver girato ogni pollo sul suo lato. Cuocere ancora per 5 minuti fino a che il pollo non si sia cotto.

2. Versare l'acqua e aggiungere i pomodori. Aggiungere le fettuccine e cuocere per 5 minuti, senza coperchio. Coprire il piatto e cuocere ancora per 10 minuti.

3. Scoprire il piatto e mescolare la pasta. Aggiungere 90 g di formaggio feta e mescolare di nuovo. Cuocere ancora per 5 minuti, scoperto.

4. Per servire, cospargere con il basilico tritato e il formaggio feta rimanente.

Nutrizione: Calorie: 390, Grassi: 11 g, Fibra: 6 g, Carboidrati: 56 g, Proteine: 19 g

Pasta Patras vegana

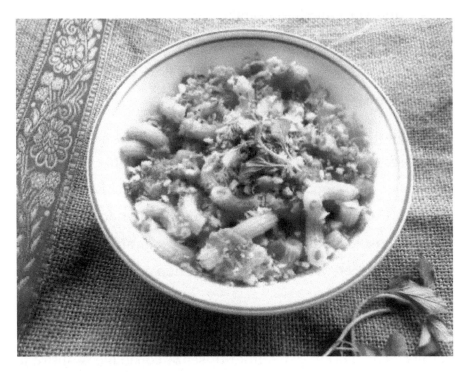

Tempo di preparazione: 5 minuti

Tempo di cottura: 10 minuti

Porzioni: 6

Dimensione del servizio: 1 unità

Ingredienti:

- 4 litri di acqua salata
- 300 g di pasta senza glutine e integrale
- 5 spicchi d'aglio, tritati
- 1 tazza di hummus (fare riferimento alla ricetta dell'hummus fatto in casa)

- Sale e pepe
- ⅓ tazza d'acqua
- ½ tazza di noci
- ½ tazza di olive
- 2 cucchiai di mirtilli secchi (opzionale)

Indicazioni:

1. Portare a ebollizione l'acqua salata per la cottura della pasta.

2. Nel frattempo, preparate la salsa hummus. Combinate l'aglio, l'hummus, il sale e il pepe con l'acqua in una ciotola. Aggiungere le noci, le olive e i mirtilli secchi, se si desidera. Mettere da parte.

3. Aggiungere la pasta nell'acqua bollente. Cuocere la pasta secondo le specifiche del produttore fino a raggiungere una consistenza al dente. Scolare la pasta.

4. Trasferire la pasta in una grande ciotola e unirla alla salsa.

Nutrizione: Calorie: 329, Grassi: 12,6 g, Fibra: 7,9 g, Carboidrati: 43.3 g, Proteine: 12 g

Pappardelle con i Gamberi

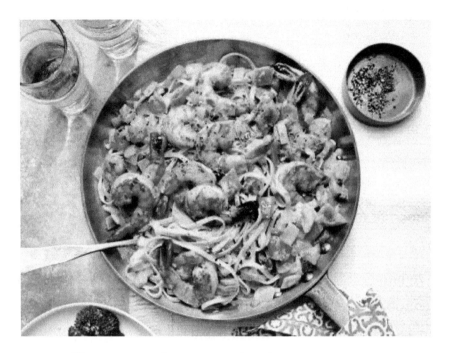

Tempo di preparazione: 10 minuti

Tempo di cottura: 20 minuti

Porzioni: 4

Ingredienti:

- 3 litri di acqua salata
- 400 g di gamberi jumbo, sgusciati e decorticati
- ½ cucchiaio di sale kosher
- ¼ di cucchiaino di pepe nero, appena grattugiato
- 3 cucchiai di olio d'oliva (diviso)
- 2 tazze di zucchine, tagliate diagonalmente a fette spesse ⅛ pollici

- 1 tazza di pomodori d'uva, dimezzati
- ⅛-tsp di fiocchi di pepe rosso
- 2 spicchi d'aglio, tritati
- 1 cucchiaino di scorza di 1 limone
- 2 cucchiai di succo di limone
- 1 cucchiaio di prezzemolo italiano, tritato
- 250 g di pappardelle fresche

Indicazioni:

1. Portare a ebollizione l'acqua salata per la cottura della pasta.

2. Nel frattempo, preparatevi per i gamberi. Unire i gamberi con sale e pepe. Mettere da parte.

3. Scaldare un cucchiaio d'olio in una grande padella per saltare a fuoco medio. Aggiungere le fette di zucchine e soffriggere per 4 minuti fino a quando sono tenere.

4. Aggiungere i pomodori d'uva e soffriggere per 2 minuti fino a quando iniziano ad ammorbidirsi. Mescolare il sale per unirlo alle verdure. Trasferire le verdure cotte in una ciotola di medie dimensioni. Mettere da parte.

5. Nella stessa padella, versare l'olio rimanente. Portare il fuoco a medio-basso. Aggiungere i fiocchi di pepe rosso e l'aglio. Cuocere per 2 minuti, mescolando spesso in modo che l'aglio non bruci.

6. Aggiungere i gamberi conditi e mantenere il fuoco su medio-basso. Cuocere i gamberi per 3 minuti su ogni lato finché non diventano rosati.

7. Mescolare la scorza di limone e il succo di limone. Aggiungere le verdure cotte nella padella. Mescolare per combinare con i gamberi. Mettere da parte.

8. Aggiungere la pasta nell'acqua bollente. Cuocere la pasta secondo le specifiche del produttore fino a raggiungere una consistenza al dente. Scolare la pasta.

9. Trasferire la pasta cotta in una grande ciotola di servizio e combinarla con i gamberi e le verdure al limone e all'aglio.

Nutrizione: Calorie: 474, Grassi: 15 g, Fibra: 3 g, Carboidrati: 46 g, Proteine: 37 g

Pasta mista ai funghi

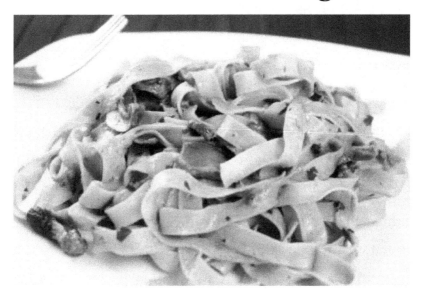

Tempo di preparazione: 5 minuti

Tempo di cottura: 30 minuti

Porzioni: 8

Ingredienti:

- 5 litri di acqua salata
- 3 cucchiai di olio d'oliva
- 750 g di funghi selvatici assortiti (Crimini, Shiitake, Portobello, ecc.), affettati
- 4 spicchi d'aglio, tritati
- 1 bulbo di cipolla rossa, tagliato a dadini
- 1 cucchiaino di sale marino
- 2 cucchiai di vino da cucina sherry
- 2½ cucchiaino di timo fresco, tagliato a dadini
- 500 g di linguine

- ¾ di tazza di liquido riservato dalla pasta cotta
- 180 g di formaggio di capra
- ¼ di tazza di nocciole, tritate

Indicazioni:

1. Portare a ebollizione l'acqua salata per la cottura della pasta.

2. Nel frattempo, scaldare l'olio d'oliva in una grande padella a fuoco medio-alto. Aggiungere i funghi e soffriggere per 10 minuti fino a quando non si rosolano.

3. Aggiungere l'aglio, le cipolle e il sale. Soffriggere per 4 minuti fino a quando le cipolle sono traslucide.

4. Versare il vino e cuocere fino a quando il liquido evapora. Cospargere di timo e mettere da parte.

5. Aggiungere la pasta nell'acqua bollente. Cuocere la pasta secondo le specifiche del produttore fino a raggiungere una consistenza al dente.

6. Prima di scolare completamente la pasta, riservare ¾ di tazza dell'acqua della pasta

7. Trasferire la pasta cotta in una grande ciotola e combinarla con il composto di funghi, il liquido della pasta e il formaggio di capra. Mescolare delicatamente per combinare completamente fino a quando il formaggio di capra si scioglie completamente.

8. Per servire, coprire la pasta con le nocciole tritate.

Nutrizione: Calorie: 331, Grassi: 12 g, Fibre: 6 g, Carboidrati: 45 g, Proteine: 13 g

Maccheroni mediterranei con spinaci conditi

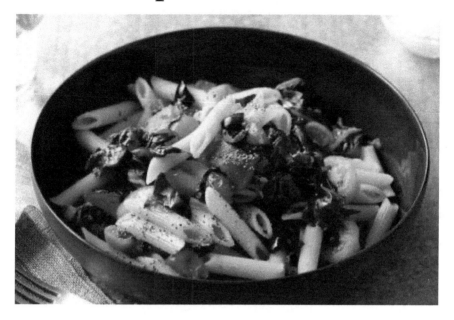

Tempo di preparazione: 5 minuti

Tempo di cottura: 20 minuti

Porzioni: 4

Ingredienti:

- 2 cucchiai di olio d'oliva
- 2 spicchi d'aglio, tritati
- 1 cipolla gialla, tagliata a dadini
- Pizzico di sale
- 300 g di spinaci freschi
- 2 pezzi di pomodori freschi, tagliati a dadini
- ¼ di tazza di mozzarella scremata, sminuzzata
- ½ tazza di formaggio feta sbriciolato

- ½ tazza di formaggio cheddar bianco, a cubetti
- 1 tazza di brodo vegetale a basso contenuto di sodio
- 2 tazze di maccheroni integrali a gomito
- 1 tazza di latte di mandorla non zuccherato
- ½ cucchiaio di condimento italiano biologico
- Sale e pepe appena macinato
- Prezzemolo per guarnire

Indicazioni:

1. Scaldare l'olio d'oliva in una grande padella a fuoco medio-alto. Aggiungere l'aglio, le cipolle e un pizzico di sale, e soffriggere per 3 minuti fino a quando sono teneri.

2. Aggiungere gli spinaci, i pomodori, il formaggio, il brodo vegetale, i maccheroni, il latte e i condimenti. Mescolare bene fino a quando non è completamente combinato. Portare il composto a ebollizione, mescolando spesso.

3. Ridurre il fuoco a medio-basso e coprire la padella. Cuocere ancora per 15 minuti fino a che la pasta non si sia cotta, mescolando ogni 3 minuti per evitare che la pasta si attacchi alla superficie della padella.

4. Togliere la pasta dal fuoco e mescolare. Per servire, guarnire la pasta con il prezzemolo.

Nutrizione: Calorie: 544, Grassi: 23 g, Fibra: 3 g, Carboidrati: 60 g, Proteine: 22 g

Insalata di cetrioli e anguria

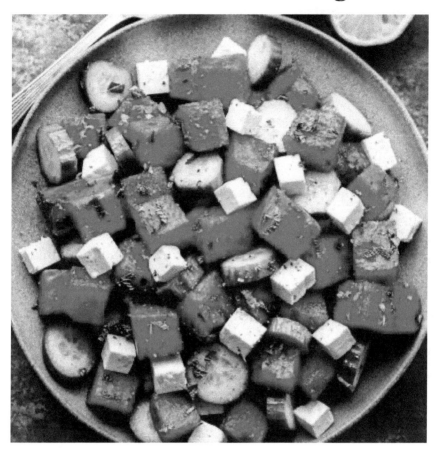

Porzioni: 6

Tempo di preparazione: 10 minuti

Tempo di cottura: 10 minuti

Per l'insalata:

- ½ tazza di formaggio feta, sbriciolato
- ¼ di tazza di foglie di basilico fresco, tritate
- ¼ di tazza di foglie di menta fresca, tritate
- 1 cetriolo, a cubetti

- ½ anguria, sbucciata e tagliata a cubetti

Per il condimento:

- 1 cucchiaio di olio d'oliva
- 2 cucchiai di succo di lime fresco
- 2 cucchiai di miele
- Pizzico di sale

Indicazioni:

In una piccola ciotola, mescolare tutti gli ingredienti del condimento e mettere da parte.

Aggiungere tutti gli ingredienti dell'insalata nella ciotola e mescolare bene.

Versare il condimento sull'insalata e mescolare bene.

Nutrizione: Calorie: 130; grassi: 7,6 g; grassi saturi: 3,4 g; proteine: 3,5 g; carboidrati: 13,9 g; fibre: 0,9 g; zucchero: 11,6 g

Insalata di pasta caprese

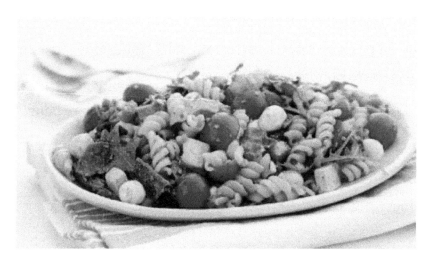

Porzioni: 6

Tempo di preparazione: 10 minuti

Tempo di cottura: 10 minuti

Ingredienti:

- 450 g di pasta di riso integrale
- 1 cucchiaio di succo di limone fresco
- 1 cucchiaio di aglio tritato
- 2 cucchiai di olio d'oliva
- ¼ di tazza di aceto balsamico
- 1 avocado, tritato
- 1 tazza di basilico fresco, tritato
- 250 g di pomodori ciliegia, dimezzati
- ¼ di cucchiaino di pepe
- ½ cucchiaino di sale

Indicazioni:

In una piccola ciotola, mescolare insieme succo di limone, aglio, olio, aceto, pepe e sale e mettere da parte.

Cuocere la pasta secondo le istruzioni della confezione. Scolare bene e mettere in una grande ciotola.

Aggiungere i restanti ingredienti alla ciotola e mescolare bene.

Versare il condimento sull'insalata e mescolare bene.

Nutrizione: Calorie: 378; grassi: 12,9 g; grassi saturi: 2,4 g; proteine: 6,7 g; carboidrati: 59,6 g; fibre: 5,2 g; zucchero: 2,1 g

Zuppa di fagioli agli spinaci

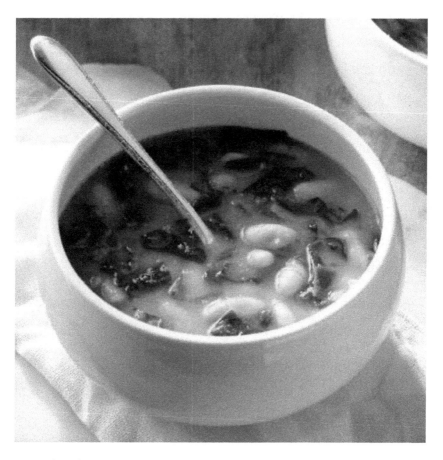

Porzioni: 6

Tempo di preparazione: 10 minuti

Tempo di cottura: 6 ore

Ingredienti:

- 8 tazze di spinaci freschi, tritati

- 1 cucchiaino di basilico secco, schiacciato
- 1 cucchiaino di aglio tritato
- ½ tazza di cipolla, tritata
- ½ tazza di riso integrale
- 400 g di lattina di fagioli Great Northern, sciacquati e scolati
- 400 g di passata di pomodoro in lattina
- 5 ½ tazze di brodo vegetale
- ¼ di cucchiaino di pepe
- ¼ di cucchiaino di sale

Indicazioni:

Aggiungere tutti gli ingredienti tranne gli spinaci nella pentola a fuoco lento e mescolare bene.

Coprire la pentola a fuoco lento con il coperchio e cuocere al minimo per 6 ore.

Aggiungere gli spinaci e mescolare bene.

Nutrizione: Calorie: 186; grassi: 2,5 g; grassi saturi: 0,5 g; proteine: 11,8 g; carboidrati: 30,2 g; fibre: 5,6 g; zucchero: 5,6 g

Zucchine arrostite

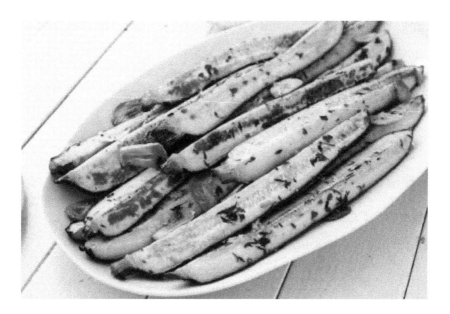

Porzioni: 4

Tempo di preparazione: 10 minuti

Tempo di cottura: 15 minuti

Ingredienti:

- 450 g di zucchine, affettate
- 30 g di parmigiano, grattugiato
- 1 cucchiaino di erbe miste essiccate
- 1 spicchio d'aglio, tritato
- 2 cucchiai di olio d'oliva

Indicazioni:

Preriscaldare il forno a 230 °C.

Aggiungere tutti gli ingredienti tranne il parmigiano nella ciotola grande e mescolare bene.

Trasferire il composto di zucchine nella teglia e cuocere in forno preriscaldato per 10 minuti.

Cospargere di parmigiano le zucchine.

Rimettere in forno e cuocere per altri 5 minuti.

Nutrizione: Calorie: 102; grassi: 8,7 g; grassi saturi: 2,1 g; proteine: 3,7 g; carboidrati: 4,3 g; fibre: 1,3 g; zucchero: 2 g

Insalata di carciofi al limone

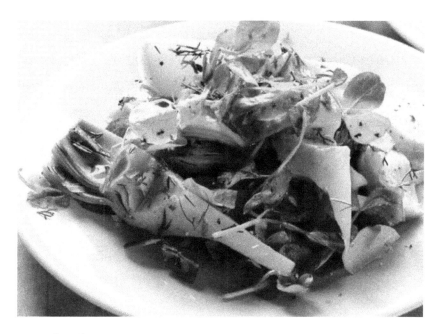

Porzioni: 4

Tempo di preparazione: 10 minuti

Tempo di cottura: 10 minuti

Ingredienti:

- 800 g di lattina di cuori di carciofo, scolati e tagliati in quattro
- 2 cucchiai di olio d'oliva
- ¼ di tazza di prezzemolo fresco, tritato
- 2 spicchi d'aglio, tritati
- 1 limone, tritato
- 300 g di funghi, scolati e affettati
- Pepe
- Sale

Indicazioni:

Aggiungere tutti gli ingredienti nella ciotola e mescolare bene.

Servire immediatamente e gustare.

Nutrizione: Calorie: 141; grassi: 7 g; grassi saturi: 1 g;
Proteine: 5,2 g; Carboidrati: 14,1 g; Fibre: 7,9 g; Zucchero: 1,7 g

Gumbo di fagioli ai funghi

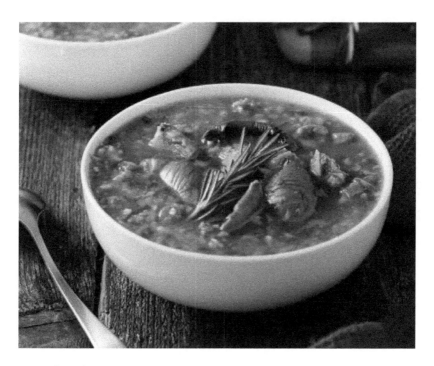

Porzioni: 4

Tempo di preparazione: 10 minuti

Tempo di cottura: 8 minuti

Ingredienti:

- 1 tazza di funghi, affettati
- 2 tazze di brodo vegetale
- 2 zucchine medie, affettate
- 2 cucchiai di olio d'oliva
- 1 tazza di fagioli rossi, messi a bagno per una notte
- 2 spicchi d'aglio, tritati

- 1 peperone verde, tritato

Indicazioni:

Aggiungere tutti gli ingredienti nella pentola istantanea e mescolare bene.

Sigillare la pentola istantanea con un coperchio e cuocere ad alta pressione per 8 minuti.

Una volta fatto, lasciate rilasciare la pressione naturalmente per 10 minuti poi rilasciate la pressione rimanente usando un metodo di rilascio rapido.

Mescolare bene e servire.

Nutrizione: Calorie: 251; grassi: 8,8 g; grassi saturi: 2,1 g; proteine: 12,5 g; carboidrati: 35,8 g; fibre: 8,7 g; zucchero: 5,5 g

Pastinaca facile al balsamico

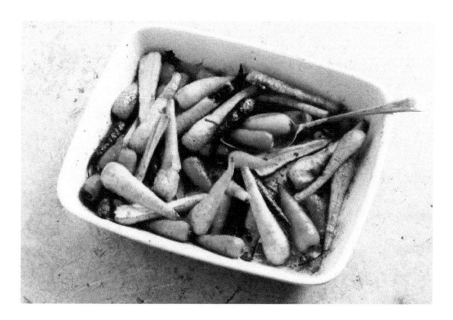

Porzioni: 4

Tempo di preparazione: 10 minuti

Tempo di cottura: 3 minuti

Ingredienti:

- 700 g di pastinaca, sbucciata e affettata
- 1/4 di tazza di brodo vegetale
- 1 cucchiaio di miele
- 3 cucchiai di aceto balsamico
- 1/8 di cucchiaino di pepe
- 1/2 cucchiaino di sale

Indicazioni:

Aggiungere le pastinache, l'aceto e il brodo nella pentola istantanea.

Sigillare la pentola con il coperchio e cuocere ad alta pressione per 3 minuti.

Una volta fatto, rilasciare la pressione usando il metodo di rilascio rapido. Aprire il coperchio.

Mescolare il miele e condire con pepe e sale.

Nutrizione: Calorie: 149; grassi: 1 g; grassi saturi: 0,6 g; proteine: 2,1 g; carboidrati: 35,6 g; fibre: 8,4 g; zucchero: 13 g

Zuppa cremosa di carote

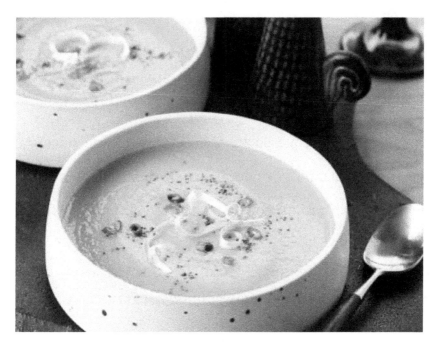

Porzioni: 6

Tempo di preparazione: 10 minuti

Tempo di cottura: 45 minuti

Ingredienti:

- 900 g di carote, pelate e affettate
- 4 spicchi d'aglio, tritati
- 2 porri, affettati
- 2 cucchiai di olio d'oliva
- 4 tazze di brodo vegetale
- 1/2 cucchiaino di cumino macinato
- 1/4 di cucchiaino di coriandolo macinato

- Pepe
- Sale

Indicazioni:

Scaldare l'olio d'oliva in una casseruola a fuoco medio.

Aggiungere carote, cumino, coriandolo, aglio, porro, pepe e sale e cuocere per 15 minuti.

Aggiungere il brodo e mescolare bene. Portare a ebollizione.

Portare il fuoco al minimo e cuocere a fuoco lento per 30 minuti.

Ridurre in purea la zuppa con un frullatore a immersione fino a renderla liscia.

Nutrizione: Calorie: 125; grassi: 5.1 g; grassi saturi: 1 g; proteine: 1.9 g; carboidrati: 20.2 g; fibre: 4.3 g; zucchero: 9 g

Frittata di funghi e spinaci

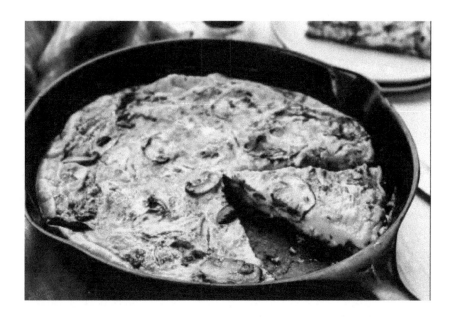

Porzioni: 6

Tempo di preparazione: 10 minuti

Tempo di cottura: 17 minuti

Ingredienti:

- 8 uova
- 1/4 di tazza di cipolla, tagliata a dadini
- 1 1/2 tazza di funghi, affettati
- 1 cucchiaio di olio d'oliva
- 2 tazze di spinaci, tritati
- 1 cucchiaio di condimento italiano, schiacciato
- Pepe

- Sale

Indicazioni:

Preriscaldare il forno a 180 °C.

Scaldare l'olio nella padella del forno a fuoco medio-alto.

Aggiungere la cipolla e i funghi e soffriggere per 5 minuti.

Aggiungere gli spinaci e cuocere per 2 minuti.

In una grande ciotola, sbattere le uova con il condimento italiano, il pepe e il sale.

Trasferire il composto della padella al composto di uova e mescolare bene.

Riportare il composto di uova nella teglia da forno e cuocere in forno preriscaldato per 10 minuti.

Nutrizione: Calorie: 119; grassi: 9 g; grassi saturi: 2,3 g; Proteine: 8,3 g; Carboidrati: 2,1 g; Fibre: 0,5 g; Zucchero: 1,2 g

Insalata di orzo al limone

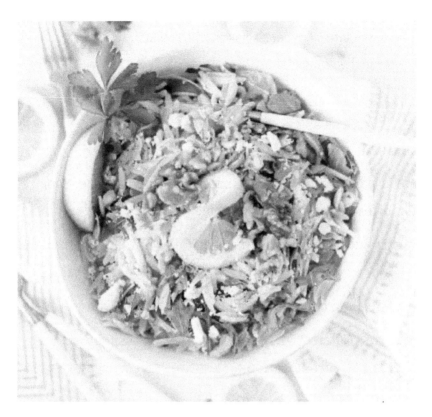

Porzioni: 6

Tempo di preparazione: 10 minuti

Tempo di cottura: 15 minuti

Ingredienti:

- 350 g di pasta orzo integrale
- ¼ di tazza di olio d'oliva
- 1 succo di limone
- 1 tazza di foglie di menta fresca, tritate

- 1 tazza di foglie di basilico fresco, tritate
- ½ cipolla piccola, tagliata a dadini
- 1 cetriolo, tagliato a dadini
- 400 g di lattina di ceci, sciacquati e scolati
- 3 tazze di spinaci, tritati
- Pepe
- Sale

Indicazioni:

Cuocere la pasta secondo le istruzioni della confezione. Scolare bene e mettere in una grande ciotola.

Aggiungere gli ingredienti rimanenti alla ciotola e mescolare bene.

Condire l'insalata con pepe e sale.

Nutrizione: Calorie: 381; grassi: 10,6 g; grassi saturi: 1,4 g; proteine: 11,7 g; carboidrati: 65,3 g; fibre: 7,1 g; zucchero: 1,3 g

Insalata di avocado e pomodori

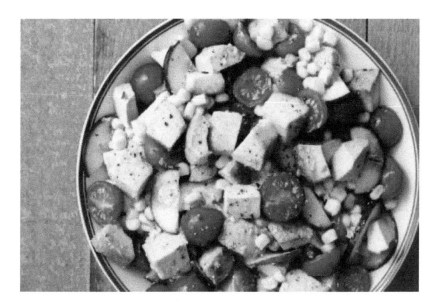

Porzioni: 4

Tempo di preparazione: 10 minuti

Tempo di cottura: 5 minuti

Ingredienti:

- 2 avocado, tagliati a dadini
- ½ cipolla, tagliata a dadini
- 1 cucchiaio di olio d'oliva
- ¼ di tazza di coriandolo fresco, tritato
- 1 succo di lime fresco
- 4 tazze di pomodori ciliegia, dimezzati
- Pepe
- Sale

Indicazioni:

Aggiungere tutti gli ingredienti nella ciotola e mescolare bene.

Nutrizione: Calorie: 276; grassi: 23,5 g; grassi saturi: 4,7 g; proteine: 3,7 g; carboidrati: 17,9 g; fibre: 9,3 g; zucchero: 6 g

Insalata di asparagi alla feta

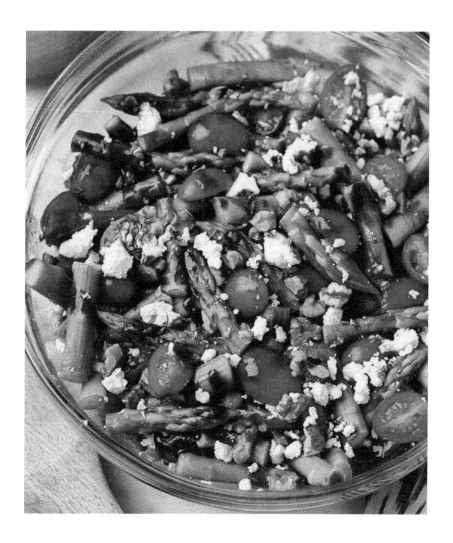

Porzioni: 4

Tempo di preparazione: 10 minuti

Tempo di cottura: 10 minuti

Ingredienti:

- 900 g di asparagi, estremità spuntate
- ¾ di tazza di formaggio feta, sbriciolato
- 1 cucchiaio di succo di limone
- 1 scorza di limone
- 3 cucchiai di olio d'oliva
- ¼ di cucchiaino di pepe
- ¼ di cucchiaino di sale

Indicazioni:

Preriscaldare la griglia ad alta temperatura.

Disporre gli asparagi su una teglia foderata di alluminio. Irrorare con 2 cucchiai di olio e condire con pepe e sale.

Mettere gli asparagi sulla griglia e cuocere per 3-4 minuti.

Tritare gli asparagi grigliati e trasferirli nella terrina.

Aggiungere gli ingredienti rimanenti alla ciotola e mescolare bene.

Nutrizione: Calorie: 211; grassi: 16,8 g; grassi saturi: 5,8 g; proteine: 9 g; carboidrati: 10,1 g; fibre: 4,8 g; zucchero: 5,5 g

Funghi saltati

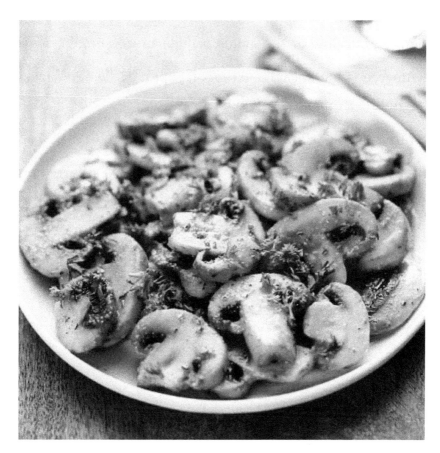

Porzioni: 2

Tempo di preparazione: 10 minuti

Tempo di cottura: 10 minuti

Ingredienti:

- 300 g di funghi, affettati
- 1 cucchiaio di aglio tritato
- ¼ di cucchiaino di timo secco

- ¼ di tazza di olio d'oliva
- Pepe
- Sale

Scaldare 2 cucchiai di olio in una padella a fuoco medio.

Aggiungere i funghi, l'aglio, il timo, il pepe e il sale e soffriggere i funghi fino a quando sono teneri.

Irrorare con l'olio rimanente e servire.

Nutrizione: Calorie: 253; grassi: 25,6 g; grassi saturi: 3,6 g; proteine: 4,7 g; carboidrati: 6,2 g; fibre: 1,6 g; zucchero: 2,5 g

Funghi Piselli Farro

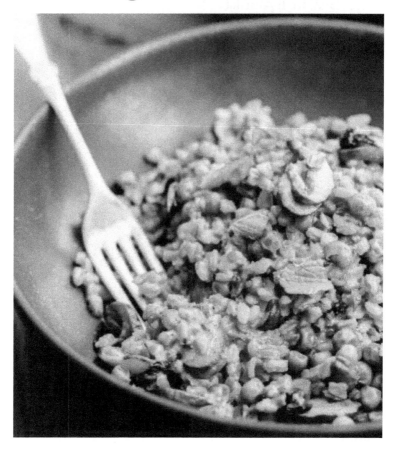

Porzioni: 4

Tempo di preparazione: 10 minuti

Tempo di cottura: 30 minuti

Ingredienti:

- 1 tazza di farro italiano perlato
- ¼ di tazza di foglie di menta fresca, tritate
- ½ tazza di parmigiano, grattugiato
- 2 ¼ di tazza di brodo vegetale

- 2 rametti di timo
- 1 cucchiaino di paprika
- 1 cucchiaino di aglio tritato
- 1 tazza di piselli congelati
- 250 g di funghi, affettati
- ¼ di tazza di cipolle verdi, tritate
- 2 cucchiai di olio d'oliva
- Pepe
- Sale

Indicazioni:

Scaldare l'olio in una casseruola a fuoco medio-alto.

Aggiungere i piselli, i funghi e le cipolle verdi e soffriggere per 3-4 minuti. Aggiungere l'aglio e soffriggere per 30 secondi.

Aggiungere faro, timo, paprika, pepe e sale e soffriggere per 4-5 minuti.

Aggiungere il brodo e mescolare bene il tutto. Portare a ebollizione.

Portare il calore a medio-basso. Coprire e cuocere per 20 minuti o fino a quando tutto il liquido è assorbito.

Togliere la casseruola dal fuoco.

Aggiungere le foglie di menta e il parmigiano e mescolare bene.

Nutrizione: Calorie: 422; grassi: 14,7 g; grassi saturi: 6,8 g; proteine: 26g; carboidrati: 44,6 g; fibre: 8,5 g; zucchero: 3,4 g

Delizioso riso al cavolfiore

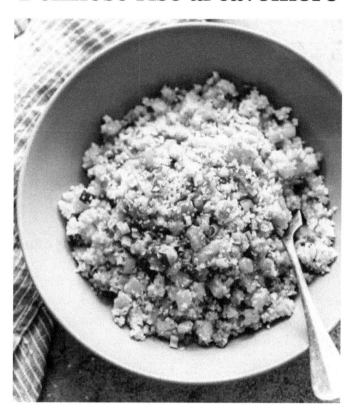

Porzioni: 4

Tempo di preparazione: 10 minuti

Tempo di cottura: 15 minuti

Ingredienti:

- 300 g di riso al cavolfiore
- 3 cucchiai di pomodori secchi, tritati
- 2 tazze di spinaci, tritati
- 1/3 di tazza di brodo vegetale
- 2 pomodori, tagliati a dadini

- 1 zucchina piccola, affettata
- 1 spicchio d'aglio, tritato
- 1 tazza di funghi, affettati
- ½ cipolla piccola, tagliata a dadini
- 2 cucchiai di olio d'oliva
- Pepe
- Sale

Indicazioni:

Scaldare l'olio in una padella a fuoco medio.

Aggiungere i funghi e la cipolla e soffriggere per 5 minuti.

Aggiungere l'aglio e soffriggere per un minuto.

Aggiungere il riso al cavolfiore, il pomodoro, le zucchine e il brodo e mescolare bene. Coprire e cuocere per 5 minuti o fino a quando tutto il liquido evapora.

Aggiungere i pomodori secchi e gli spinaci e cuocere per 3-4 minuti.

Condire con pepe e sale.

Nutrizione: Calorie: 107; grassi: 7,5 g; grassi saturi: 1,1 g; proteine: 3,8 g; carboidrati: 9,1 g; fibre: 3,5 g; zucchero: 4,4 g

Melanzane alla griglia

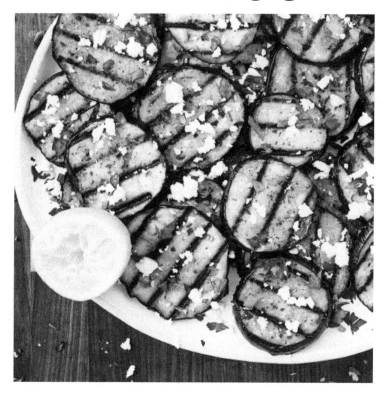

Porzioni: 4

Tempo di preparazione: 10 minuti

Tempo di cottura: 10 minuti

Ingredienti:

- 2 melanzane grandi, affettate a 6 mm di spessore
- ½ succo di limone
- 2 cucchiai di prezzemolo fresco, tritato
- ¼ di tazza di formaggio feta, sbriciolato
- ¼ di cucchiaino di fiocchi di peperoncino
- 1 cucchiaino di origano secco

- ½ tazza di olio d'oliva
- Pepe
- Sale

Indicazioni:

Scaldare la padella della griglia a fuoco medio-alto.

In una piccola ciotola, mescolare insieme olio, fiocchi di peperoncino e origano.

Spennellare le melanzane con la miscela di olio e condire con pepe e sale.

Mettere le fette di melanzana in una padella per la griglia e cuocere per 3 minuti per lato.

Trasferire le fette di melanzane grigliate sul piatto da portata. Irrorare con succo di limone.

Coprire con formaggio feta e prezzemolo.

Nutrizione: Calorie: 313; grassi: 27,8 g; grassi saturi: 5,1 g; proteine: 4,2 g; carboidrati: 17g; fibre: 9,9 g; zucchero: 8,8 g

Verdure arrostite saporite

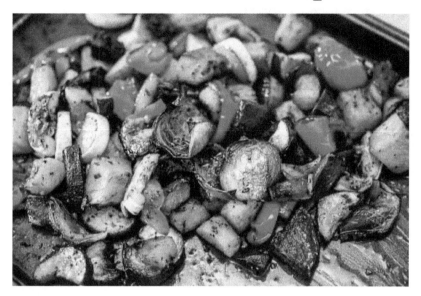

Porzioni: 6

Tempo di preparazione: 10 minuti

Tempo di cottura: 30 minuti

Ingredienti:

- 1 melanzana, affettata
- 5 foglie di basilico fresco, affettate
- 2 cucchiai di condimento italiano
- 2 cucchiai di olio d'oliva
- 1 cipolla, affettata
- 1 peperone, tagliato a strisce
- 2 zucchine, affettate
- 2 pomodori, in quarti
- Pepe
- Sale

Indicazioni:

Preriscaldare il forno a 200 °C.

Foderare la teglia con carta da forno.

Aggiungere tutti gli ingredienti tranne le foglie di basilico nella ciotola e mescolare bene.

Trasferire la miscela di verdure su una teglia preparata e arrostire in forno preriscaldato per 30 minuti.

Guarnire con foglie di basilico e servire.

Nutrizione: Calorie: 95; grassi: 5,5 g; grassi saturi: 0,8 g; proteine: 2,3 g; carboidrati: 11,7 g; fibre: 4,6 g; zucchero: 6,4 g

Insalata sana di carote

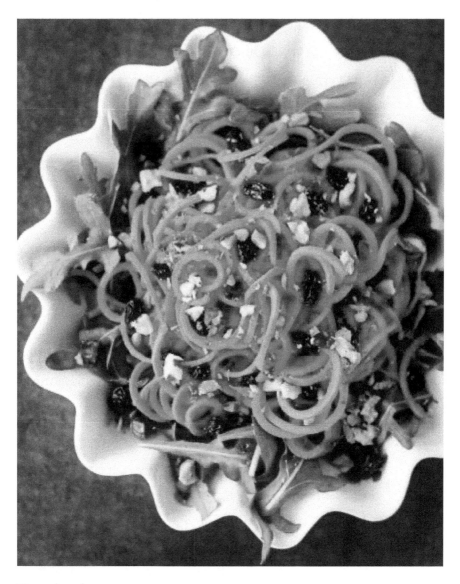

Porzioni: 4

Tempo di preparazione: 10 minuti

Tempo di cottura: 5 minuti

Ingredienti:

- 500 g di carote, pelate e grattugiate
- 1 cucchiaino di aglio tritato
- 1 cucchiaio di scorza di limone
- ¼ di tazza di succo di limone fresco
- 2 cucchiai di olio d'oliva
- ¼ di cucchiaino di cannella
- 1 cucchiaino di cumino
- 1 cucchiaino di paprika dolce
- ¼ di tazza di coriandolo fresco, tritato
- ¼ di tazza di prezzemolo fresco, tritato
- ½ tazza di menta fresca, tritata
- Pepe
- Sale

Indicazioni:

Aggiungere tutti gli ingredienti nella ciotola di miscelazione e mescolare fino a quando sono ben combinati.

Nutrizione: Calorie: 123; grassi: 7,4 g; grassi saturi: 1,2 g; proteine: 1,8 g; carboidrati: 13,9 g; fibre: 4,2 g; zucchero: 6,1 g

Insalata di barbabietole e carote

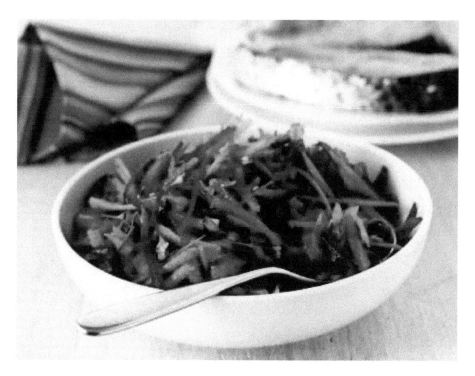

Porzioni: 4

Tempo di preparazione: 10 minuti

Tempo di cottura: 5 minuti

Ingredienti:

- 350 g di barbabietola, sbucciata, tagliata e grattugiata
- 350 g di carote, pelate, spuntate e grattugiate
- ¼ di tazza di prezzemolo fresco, tritato
- 1 cucchiaio di aceto di vino rosso
- 2 cucchiai di olio d'oliva
- 2 cucchiaini di semi di cumino

- 2 scalogni, tritati

Indicazioni:

Scaldare l'olio in una padella a fuoco medio.

Una volta che l'olio è caldo, aggiungere i semi di cumino e cuocere per 30 secondi.

Togliere la padella dal fuoco. Aggiungere i restanti ingredienti alla padella e mescolare bene.

Nutrizione: Calorie: 138; grassi: 7,4 g; grassi saturi: 1 g; proteine: 2,4 g; carboidrati: 17,6 g; fibre: 4 g; zucchero: 11 g

Insalata di carote alle olive

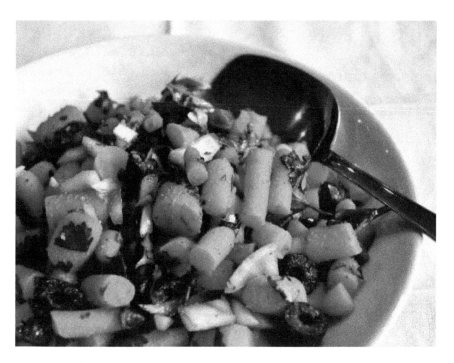

Porzioni: 4

Tempo di preparazione: 10 minuti

Tempo di cottura: 5 minuti

Ingredienti:

- 500 g di carote, pelate, affettate a 3 mm di spessore
- ½ tazza di formaggio feta, sbriciolato
- ½ tazza di prezzemolo italiano fresco, tritato
- ½ tazza di olive, snocciolate
- ¼ di cucchiaino di origano secco
- ½ cucchiaino di basilico secco

- ¼ di tazza di olio d'oliva
- ¼ di tazza di succo di limone fresco
- 1 cucchiaino di aglio tritato

Indicazioni:

Aggiungere tutti gli ingredienti nella ciotola e mescolare bene.

Nutrizione: Calorie: 231; grassi: 18,6 g; grassi saturi: 5 g; proteine: 4,1 g; carboidrati: 14,1 g; fibre: 3,7 g; zucchero: 6,7 g